GRÜNE SMOOTHIES

Die einfache und geniale Erfolgs-Diät
mit 105 Rezepten

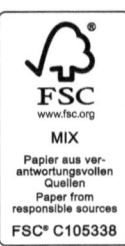

Das vorliegende Buch ist gewissenhaft erarbeitet worden. Dennoch erfolgen alle Angaben ohne Gewähr. Eine Haftung für eventuelle Nachteile oder Schäden, die aus den im Buch gemachten praktischen Hinweisen resultieren, kann weder vom Autor noch vom Verlag übernommen werden. Jegliche Haftung für Vermögens-, Personen- oder Sachschäden ist ausdrücklich ausgeschlossen.

Die in diesem Buch aufgeführten Informationen stellen keinen Ersatz für eine professionelle ärztliche Beratung, Untersuchung, Diagnose und Behandlung dar.

Das Werk einschließlich aller seiner Teile ist urheberrechtlich geschützt. Jede Verwertung außerhalb der Grenzen des Urheberrechtsgesetzes ist ohne Zustimmung des Autors und des Verlages unzulässig und strafbar. Das gilt insbesondere für Vervielfältigungen, Übersetzungen, Mikroverfilmungen und die Einspeicherung und Verarbeitung in elektronischen Systemen.

Alle erwähnten Markennamen sind Eigentum Ihrer Besitzer.

Rezepte mit freundlicher Genehmigung von Alice Anderson
Texte mit freundlicher Genehmigung von Ian Sommer
Zusammengestellt und editiert von Amanda Harrislee
Printed in Germany
Titelfoto: Fotolia.de
© 2015 Herstellung und Verlag: BoD - Books on Demand, Norderstedt

ISBN 9783739228273

Glauben Sie keinem Versprechen, das die Industrie Ihnen macht!

Heutzutage gibt es viele Ernährungsweisen und mindestens genauso viele Gesundheitsapostel, die in Rundfunk, Fernsehen und Zeitschriften ihre Versionen richtiger Ernährung anpreisen. Diese „neuen" Ideen sind meist nicht wirklich neu. Fast immer wird aus der angeblich einzigartigen Methode sogar noch ein großes Geheimnis gemacht und weitere Informationen sind nicht frei zugänglich. Es müssen erst einmal Bücher gekauft werden und nicht selten kann man weitere Rezepte nur im Abo erwerben oder die angeblich notwendigen Nahrungsergänzungsmittel, fertige Drinks und Speisen nur über Versandhandel oder Apotheken erwerben. Das alles ist teuer und die geschmackliche Vielfalt beschränkt sich auf wenige Gerichte, an denen man schnell die Lust verliert. Jeder, der das schon einmal ausprobiert hat, musste schnell feststellen, dass sich die schlank machende Wirkung nicht wie erhofft einstellte und er unnötig viel Geld ausgegeben hat.

In den meisten Fällen werden Diäten aus zwei ganz einfachen Gründen abgebrochen – ich spreche da aus eigener Erfahrung:

1. **Hunger,** dazu zähle ich:
   - nie richtig satt und zufrieden zu sein,
   - zwischen den Mahlzeiten Hunger zu leiden,
   - Verbote einhalten zu müssen,
   - die Auswahl der Lebensmittel einschränken zu müssen,
   - weniger bei den Speisen variieren zu können,
   - ein schlechtes Gewissen beim Essen von „verbotenen" Speisen zu bekommen.

2. **Hoher Aufwand**, dazu zähle ich:
   - Kosten für Literatur und Rezepthefte,
   - Zeitaufwand für das Studieren von Kalorientabellen,
   - komplizierte Zutatenlisten,
   - Schwer beschaffbare exotische Lebensmittel, Nahrungsergänzungsmittel oder Fertigprodukte,
   - Hohe Preise für spezielle Diätprodukte,
   - umständliche oder aufwändige Zubereitung der Speisen (immer sind Kochbücher oder Rezepte nötig etc.)

Ich dachte früher, dass diese beiden Hürden nur mit großer Eigendisziplin zu nehmen sind. Und genau diese Eigendisziplin hat bei mir immer irgendwann nachgelassen – spätestens unter Zeitdruck. Da kam ich gar nicht mehr auf den Gedanken, was ich wann und in welchen Mengen essen sollte. Ich bekam unerträglichen Hunger und begann dann einfach wieder „normal" zu essen. Ich musste mir eingestehen, dass ich selbst zu schwach war und versagt hatte. Und wieder hatte ich eine Methode ausprobiert und war daran gescheitert. Immer suchte ich die Schuld bei mir: „Ich schaffe das einfach nicht!"

Warum schafften das immer nur die anderen?

Sie werden sich schnell darüber klar werden, dass einseitige Ernährung nicht Gesund sein kann. Auch kann ich mich nicht mit dem Gedanken anfreunden, jeden Tag eine spezielle Pulvermischung mit Wasser zu verrühren und „einzunehmen". Wie wird sie produziert? Sind überhaupt wirklich alle Zutaten darin enthalten, die auf der Packung angegeben sind? Oder ist das Mittel in Wirklichkeit nur eine Mogelpackung, die sich nur gut verkauft, weil jemand den Wunsch hat, dünn, schlank und vital zu sein und vielleicht nur ein Prominenter dafür im Fernsehen Werbung macht?

Ich will Sie mit diesen kritischen Fragen nicht erschrecken und auch nicht daran rütteln, wenn Sie der Diät- und Nahrungsergänzungsmittel-Industrie aufgeschlossen gegenüber stehen. Beim Lesen dieses Buches und spätestens beim Ausprobieren Ihrer ersten Smoothies werden Sie sicherlich eigene Schlüsselmomente erleben – und Sie werden damit anfangen, sich Fragen zu stellen, die ich mir vor einigen Jahren selbst gestellt habe – nachdem ich schon unzählige Euros für angeblich schlank machende Zaubermittel und Literatur ausgegeben hatte.

Haben Sie schon einmal für spezielle Diäten eingekauft?

Kochen Sie spezielle Diätmenüs nur für sich alleine, gibt es keine kleinen Verpackungsgrößen. Sie können die Reste nicht aufbrauchen und müssen sie wegwerfen oder Sie zahlen sehr viel Geld für industriell hergestellte Fertigprodukte: Diät-Pulver, -Drinks, -Tabletten, -Fertiggerichte und wie sie alle genannt werden. Die Regale der Reformhäuser, Supermärkte und Apotheken biegen sich darunter. Produkte, deren Preise die Kosten für herkömmliche Lebensmittel bei weitem übersteigen – von den versprochenen Diät-Wirkungen ganz zu schweigen. In der Regel müssen Sie nur für Ihren Glauben an diese Wirksamkeit tief in die Tasche greifen.

Vielen Lesern werden diese Argument unwichtig sein, da sie beim Essen nicht sparen wollen. Das ist gut gedacht!

Aber Gutgläubigkeit wird gerne von der Industrie ausgenutzt.
Sie glauben mir nicht?

Sie sollten immer daran denken, dass wir in Deutschland einen Überfluss an Lebensmitteln – egal welcher Art – erleben. Und das bei Preisen, die sich im Europavergleich am unteren Ende befinden. Die Lebensmittelproduzenten sowie die Einzelhandelsketten unterbieten sich stetig in einem harten Wettbewerb. Jeder versprochene Zusatznutzen zahlt sich für sie millionenfach aus. Nicht umsonst bemängeln unabhängige Verbraucherschutzorganisationen jedes Jahr unzählige Mogelpackungen und Verpackungen mit falsch aufgeführten Zutatenlisten.

Für Kinder gibt es kleine Spielzeuge gratis dazu, nur damit wir ein spezielles Müsli für sie kaufen. Für die Erwachsenen werben kleine Worte unterschwellig für angebliche Zusatznutzen: „Diät, Light, Leicht, Wohlempfinden, Mager, Gesund, Omega 3" sind nur einige Beispiele dafür.

Schon seit einiger Zeit werden diese Begriffe inflationär auch noch durch angebliche „Spurenelemente" oder „Vitamine" auf den Verpackungen ergänzt – nur um uns die Produkte noch schmackhafter zu machen. Wir können nun ganz ohne schlechtes Gewissen einkaufen denn wir fühlen uns beim Konsum dieser Fertigprodukte gut und tun anscheinend auch noch etwas für unsere Gesundheit.

Ist das wirklich so?

Was ist falsch an Diät-Menüs?

Alle Diäten haben eines gemeinsam: Sie schränken uns ein. Nicht nur deren Sättigungswirkung ist das Problem – vor allem deren Vielfalt!

Begann ich mit einer Diät, konnte ich mich noch mit Anrührdrinks in den Geschmacksrichtungen Vanille, Schokolade, Erdbeere und Tropical anfreunden – aber nach einem Monat? Oder ein Leben lang?
Wie um alles in der Welt soll das auf Dauer funktionieren?

Alleine die Vorstellung, immer wieder das Gleiche essen zu müssen, verursachte Würgereiz in mir!
Ginge es nach der Industrie, sollten wir ein Leben lang etwas essen, dessen Geschmack uns diktiert wird. Wissenschaftler entwickeln in Laboren genau die Geschmacksrichtungen, die wir mögen!

Eine einfache Frage: Wollen wir wirklich die Zusammenstellung unseres Essens aus der Hand geben und uns von der Industrie fremdbestimmen lassen?

Wie kann ich abnehmen, ohne mich zu quälen?

Wir befolgen einen Diätvorschlag und bemerken recht schnell, dass wir uns nicht richtig satt fühlen. Schlechte Laune stellt sich ein und wir sind von unserer dauernd „essenden" Umwelt zunehmend genervt. In unseren Augen essen alle immer alles – nur wir dürfen das nicht! Und das ist alles kein Spaß! Das ist Ernst!

Hat sich dieser Gedanke erst einmal in uns festgesetzt, können wir nur noch an all die attraktiven Speisen denken, die uns entgehen. Bei mir waren das z.B. gemeinsame Mittagessen in Restaurants mit Schweinsbraten und Knödel. All diese guten Sachen durfte ich nicht mehr essen und musste verzichten! Aber ich wollte nicht verzichten!

Dieser entscheidende Grund ist die Hauptursache, warum so häufig Diäten abgebrochen werden oder nach der (vermutlich nicht allzu langen) Ausdauer der selbst auferlegten „Tortur" wieder richtig zugeschlagen wird. Der Jo-Jo-Effekt, so alt wie die Diät selbst, spricht darüber Bände. Eine begrenzte Zeit über können wir alle Regeln und Anweisungen befolgen. Werden wir aber schwach, stellen sich die gleichen Ernährungsgewohnheiten ein, wie in der Zeit davor. Einfach deshalb, weil uns „Hungern" nicht liegt. Hunger ist gleichgesetzt mit Verzicht, Qual usf. - also mit nichts Gutem. Warum sollten wir das freiwillig tun?

Nehmen wir Nahrung auf, wollen wir satt werden. Es liegt nicht in unserer Natur, immer und immer wieder auf etwas zu verzichten. Wir sollten uns eingestehen, dass es uns in einer Zeit, in der der Mensch hauptsächlich mit Konsum beschäftigt ist, nahezu unmöglich geworden ist, Verzicht zu üben. Wir kaufen nicht nur jedes Jahr neue Handys und bestellen bequem alles im Internet, wir wollen uns ebenso bequem ernähren. Nicht umsonst wächst der Anteil an Fertigprodukten im Supermarkt kontinuierlich an. Wir sollten uns endlich eingestehen, dass wir diese Entwicklung nicht mehr aufhalten können. Die Fertigpizza gehört heutzutage genauso zu unserem Leben wie eine Bestellung per Mausklick. Der Mensch – und da schließe ich mich ausdrücklich mit ein – ist bequem veranlagt. Warum in ein Geschäft fahren, wenn man sich die Ware nach Hause liefern lassen kann? Warum eine Stunde oder mehr kochen, wenn man doch etwas kaufen kann, dass man nur erhitzen muss? Warum sollte man sich diese Zusatzarbeit machen?

Nach jahrelangem Überlegen und vielen gescheiterten Diäten bin ich zu dem Schluss gekommen, dass der Mensch immer und überall Bequemlichkeit sucht. Er will sich deshalb auch beim Essen nicht quälen. Warum auch?

Er fährt doch genau deshalb ein Auto mit Klimaanlage weil es angenehm ist, er hat eine weiche Couch damit der nicht hart sitzen muss, einen Fernseher, der ihm die Mühe abnimmt, sich selbst zu beschäftigen, einen Computer, mit dem er jegliche Produkte nach Hause bestellen kann und ein Handy um sich die Strecke in den Hausflur zu erspraren oder eine Telefonzelle suchen zu müssen.
Diese Aufzählung ließe sich beliebig erweitern. Deshalb sollten wir uns endlich mit einer Tatsache abfinden: Der Mensch sucht die Bequemlichkeit.

Fast alle Konsumprodukte in unserer Gesellschaft sind deshalb dafür bestimmt, uns das Leben einfacher und angenehmer zu machen. Durch sie bewegen wir uns immer weniger, werden kaum noch selbst aktiv und verbringen einen Großteil unseres Lebens im Sitzen. Wie sollten wir es nun in all dieser Bequemlichkeit überhaupt schaffen, auf etwas wie das „Essen" zu verzichten?

Und jetzt werden Sie begeistert sein!
Denn ich verspreche Ihnen folgendes:

Mit grünen Smoothies müssen Sie auf nichts verzichten!

Und als Nebeneffekt werden Sie von Tag zu Tag leichter!

Das gute Lebensmittel

Kein Mensch wünscht sich schadstoffbelasetete Lebensmittel. Nach etlichen Lebensmittelskandalen finden wir uns aber in einer etwas eigenartigen Wirklichkeit wieder: Bio-Produkte gibt es nicht nur beim Discounter, nein, der Preis dafür ist manchmal der gleiche wie für konventionell hergestellte Produkte. Viele dieser Produkte werden trotzdem aus dem Ausland importiert. Wie steht es da nun mit deren Umweltbilanz? Wer kontrolliert z.B. meine Bio-Tomate aus Spanien im Ursprungsland. Kann ich mich überhaupt darauf verlassen? Welche Öko- oder Bio-Siegel sind aktuell und garantieren mir absolut kontrollierte Bio-Qualität?

Da man bei den Inhaltsstoffen und auch bei den Herkunftsbezeichnungen als Verbraucher nach wie vor im Dunkeln gelassen wird, sollte man sich einmal mehr auf seinen eigenen Verstand verlassen: Regionale Produkte, die in kleinen Betrieben biologisch produziert werden, erscheinen immer vertrauenswürdiger als Produkte der Großindustrie. Der einfache Verstand sagt mir, dass ich ein Stück Fleisch einer kleinen Metzgerei, die selbst schlachtet, mit besserem Gewissen essen kann, als ein eingeschweißtes Stück Fleisch aus dem Supermarktregal. Kurze Fahrtwege des Schlachtviehs, kürzere Verarbeitungsketten etc. sind nur ein paar wichtige Punkte, die für regionale Produkte sprechen. Bei Obst und Gemüse sieht das nicht anders aus.

Nicht zuletzt schmecken diese Produkte besser – eben genau weil sie nicht in langen Kühlketten transportiert werden mussten. Die Holland-Tomate, deren Aussehen perfekt gezüchtet ist, schmeckt wie eine schlechte Gurke. Wer zum Vergleich das Aroma einer Tomate aus dem eigenen Garten erlebt hat, wird das sofort bestätigen.

Mit grünen Smoothies haben Sie volle Kontrolle über Ihre Lebensmittel. Sie wählen selbst alle Zutaten aus, können direkt beim Erzeuger einkaufen oder Produkte aus dem eigenen Garten bedenkenlos verwenden.

Was gibt es Schöneres?

Sie wissen immer genau, was in Ihrem Smoothie enthalten ist. Und das sind reine Naturprodukte! Konservierungszusätze, Farbstoffe und andere chemische Hilfsstoffe kommen darin nicht vor. Entscheiden Sie sich für Produkte aus regionalem biologischem Anbau, müssen sie kaum etwas schälen und sind noch schneller mit der Zubereitung fertig!

Ist das so einfach?

Ist es nicht einfacher, eine Fertigpizza in den Ofen zu schieben als sie selbst zuzubereiten?

Sicher!

Und Sie erfahren gleich, wie einfach und schnell Sie sich Ihre Smoothies selbst zusammenstellen und in Sekunden mixen können. Das geht nämlich schneller als das Aufbacken einer Fertigpizza!

Ein gesünderes Fastfood als Grüne Smoothies gibt es nicht!

Denken Sie daran: Wir wollen es im Grunde einfach und fühlen uns immer zu einfachen Lösungen hingezogen. Uns widerstrebt es, vor jedem Essen komplizierte Rezepte zu studieren und dann noch Stunden in der Küche zuzubringen. Unser Alltag ist inzwischen von Geschwindigkeit bestimmt. Überall mangelt es an Zeit!

Gut dass wir mit einem Mixer im Handumdrehen Mahlzeiten zubereiten können, die uns satt machen und deren Wirkung wir sofort am eigenen Leib spüren. Sie werden es selbst erleben!

Bitte verstehen Sie mich nicht falsch: Ich koche leidenschaftlich gerne – auch richtig aufwändig – und backe sogar mein eigenes Brot. Aber trotzdem habe ich damit aufgehört mich selbst zu belügen: Es gibt Momente – und das mehrmals in der Woche – da habe ich dafür einfach keine Zeit oder keine Lust. Da muss es schnell gehen, weil ich nur eine Viertelstunde Zeit habe und ich wünsche mir nichts sehnlicher als dann auch noch gesund zu bleiben, satt zu werden und geschmacklich nicht enttäuscht zu werden!

Grüne Smoothies sind genau dafür ideal! Sie sind rasend schnell gemixt, lecker, satt machend und gesund.

Und los geht's!

Beginnen wir mit einer neuen Ernährungsweise, wünschen wir uns natürlich zu aller erst einmal genaue Rezepte und eine Anleitung. Inzwischen geht bei mir fast alles nach Gefühl. Sie werden selbst schnell bemerken, dass es nicht darauf ankommt, ob sie 5 oder 10 Weintrauben in den Mixer geben. Sie werden den Unterschied nach dem ersten Schluck selbst schmecken. Und wenn Ihnen der Smoothie noch nicht süß genug ist, geben sie einfach noch ein paar Trauben oder eine halbe Banane hinzu und mixen erneut. Fertig! Und so einfach geht das wirklich:

- Zuerst ersetzen Sie eine Mahlzeit durch Smoothies – danach können weitere folgen.
- In jedem Smoothie ist ein gewisser Anteil „grüner" Anteile enthalten.
- Variationen machen den Geschmack: Obst und Blattgemüse werden immer unterschiedlich kombiniert.
- Gekühlt schmeckt's (mir zumindest) noch besser!

Es ist wirklich so einfach. Sie werden es erleben!

Bevor Sie mit dem Mixen anfangen, noch ein paar Tipps, die Ihnen bei der Zubereitung eines perfekten grünen Smoothies helfen werden:

- Als Mixer empfiehlt sich ein Hochleistungsmixer mit einer ausreichenden Leistung und hoher Messergeschwindigkeit von ca. 18.000-30.000 Umdrehungen pro Minute. Mit solchen Mixern, wie Sie auch in der Gastronomie verwendet werden, zerkleinern Sie alle Zutaten zu Smoothies mit einer perfekt cremigen Konsistenz ohne verbleibende Stückchen.

- Gefrorene Zutaten – wie gefrorene Mangostücke, Spinat, Bananen, Beeren, etc. kühlen den Drink gleich während der Zubereitung herunter und verleihen ihm einen angenehm kühlen Geschmack.

- Generell besteht ein grüner Smoothie etwa aus 50% Obst, 50% grünen Blättern und Wasser nach belieben.

- Geben Sie zuerst die saftigen Obstsorten auf das Mixermesser damit beim Mixvorgang alle Bestandteile im Mixbecher besser vom Messer erfasst werden.

- Da Sie viele Obstsorten ungeschält und mit Kerngehäuse verwenden können, sollten Sie nur Bio-Qualität verwenden. Obst und Salat sollte vor der Verwendung immer gewaschen werden!

- Die Wassermenge in den Rezepten richtet sich nach Ihren Vorlieben. Am einfachsten ist es, den mit Obst und Blattgemüse gefüllten Mixbecher ca. bis zur Hälfte mit Wasser aufzufüllen.

Nach dem ersten Mixvorgang erkennen Sie sehr schnell, ob der Smoothie zu dick ist. Nun können Sie, falls gewünscht, weiteres Wasser zugeben und noch einmal kurz aufmixen.

- Ist Ihnen der Smoothie nicht süß genug, geben Sie einfach ein paar Weintrauben, eine Banane oder eine oder mehrere Datteln (ohne Stein) dazu und mixen erneut gut durch. Süßende Mittel wie Zucker, Honig oder Sirup sind nicht notwendig.

- Eine cremige Konsistenz des Smoothies ist nicht nur vom Mixer sondern auch von den Zutaten abhängig. Wenn Sie Banane, Birne, Mango oder Avocado als Zutat verwenden, erhalten Sie einen homogenen und cremigen Smoothie, der sich nicht schnell in eine feste und eine flüssige Schicht trennen wird.

- Für den Anfang empfiehlt sich die Verwendung eher neutral schmeckender Blattgemüse wie Spinat, Feldsalat oder Kopfsalat. Je nach Belieben können aber auch bittere und herzhafte Sorten wie Römersalat, Chircorée, Rucola usf. zugefügt werden.

- Kaufen Sie Bananen, wenn Sie dunkle Stellen bekommen. Dann sind sie besonders süß. Größere Mengen können Sie einfach schälen und halbiert einfrieren. Aus einem wieder verschließbaren Gefrierbeutel lassen sie sich gut portionieren. Sie kühlen Ihren Smoothie wie Eiswürfel. Ebenso lässt sich Mango gut in Portionen einfrieren. Schlagen Sie zu, wenn Mango im Angebot ist und legen Sie sich einen Vorrat an.

- Tropische Früchte haben einmal im Jahr Saison und werden günstig angeboten. Wechseln Sie Ihre Zutaten je nach Saison: Verwenden Sie z.B. Zitrusfrüchte vorzugsweise in den Wintermonaten. In den Sommermonaten greifen Sie vorzugsweise zu heimischen reifen Obst- und Gemüsesorten.

- Verwenden Sie einen starken schnellen Mixer, können Sie ohne Bedenken Kernobst, wie Äpfel und Birnen mitsamt ihren Kerngehäusen mixen. Hier sind ebenfalls wichtige Inhaltsstoffe enthalten. Entfernen Sie jedoch immer die Kerne von Steinobst, wie z.B. von Kirschen, Aprikosen, Zwetschgen, usf.

- Kerne von Zitrusfrüchten sollten Sie vor dem Mixen ebenfalls entfernen da sie einen strengen Geschmack haben und einen Smoothie geschmacklich leicht verderben können.

Wandeln Sie die Rezepte nach Ihren Vorlieben ab und genießen Sie!

1. Banane-Mango Klassiker

150g Babyspinat
1 Banane
1 Mango oder 1 Tasse gefrorene Mango
50 ml Apfelsaft
50 ml Orangensaft
Wasser

2. Himbeersmoothie

1 kleiner Salatkopf
(Sorte je nach Belieben von neutral bis bitter)
2 Pfirsiche
10 Weintrauben (kernlos)
1 Aprikose
1 Tasse Himbeeren (evtl. gefroren)
Wasser

3. Petersilie mal anders

1 Bund Petersilie
ein paar Salatblätter
2 Bananen (evtl. gefroren)
1 Orange
1 Apfel
Wasser

4. Melone pur

Wassermelone (ca. Hälfte des Mixbechers)

1 Tasse gefrorene Mango

Mixer mit Salatkopf (Sorte je nach Belieben von neutral bis bitter) auffüllen

je nach Geschmack etwas Zitronensaft

Wasser

5. Lila Wachmacher

2 Tassen Heidelbeeren

Spinat

2 Tassen Orangensaft

Wasser

6. Sauer und süß

1 Tasse Mango (evtl. gefroren)

1 Tasse rote Johannisbeeren

1 Tasse schwarze Johannisbeeren

150 g Feldsalat

1 Tasse Apfelsaft

Wasser

7. Traubenfreude

1 Salatgurke mit Schale

2 Tassen Weintrauben (kernlos)

1 Kiwi

1 Orange

1 Apfel

Ein paar Salatblätter

1 kleines Stück Ingwer

Wasser

8. Grüne Energie

2 Birnen

2 Tassen Mangold

1 Banane (gefroren)

1 Apfel

Wasser mit einem Spritzer Zitronensaft

9. Erdbeer-Smoothie

2 Tassen Chinakohl

2 Tassen Erdbeeren

1 reife Mango oder 2 Tassen gefrorene Mango

2 Bananen

Wasser

10. Frisches Wunder

2 Pfirsiche

2 Orangen

2 Äpfel

1 Tasse Himbeeren (gefroren)

Wasser

11. Blaue Lagune

150 g Babyspinat

1 kleines Stück Ingwer

1 Tasse Blaubeeren (gefroren)

1 Tasse Apfelsaft

1 Tasse Wasser

12. Anna Nass

½ Salatkopf (Sorte je nach Belieben von neutral bis bitter)

1 Tasse Ananas

2 Tassen Mango (gefroren)

1 Banane

2 Tassen Wasser

13. Apfel und mehr

1 Tasse Erdbeeren (mit Grün)

1 Banane

150 g Spinat

1 Apfel

1 Tasse Apfelsaft

1 Tasse Wasser

14. Traubensaft

Kohlblätter

10 Weintrauben kernlos

1 Banane

1 Apfel

2 Tassen Wasser

15. Fitte Beeren

½ Salatkopf (Sorte je nach Belieben von neutral bis bitter)

1 Tasse Brombeeren

1 Tasse reife Johannisbeeren

2 Tassen Apfelsaft

Gefroren oder nicht gefroren?

Nicht nur ich bin der festen Überzeugung, dass Produkte, die vor Ort eingefroren wurden und erst zu Hause aufgetaut werden (z.B. gefrorener Spinat oder Mango), viele ihrer ursprünglichen Nährstoffe enthalten. Folgende Effekte machen wir uns zusätzlich zu Nutze: Gefrorene Mango ist günstiger als Frischware. Zudem kühlt sie den Drink angenehm wie mehrere Eiswürfel.

Ich kaufe aus diesem Grund immer eine größere Menge Bananen, die schon braun gesprenkelt sind. Diese sind schön reif und süßer als die oft unreifen grünen Exemplare. Manchmal habe ich sie schon geschenkt bekommen, da sie anscheinend keinen Abnehmer finden – super, ich nehme sie gerne! Einfach schälen und halbiert in einer Gefrierdose in den Tiefkühlschrank geben. So haben Sie immer einen Vorrat an kühlendem Obst im Haus. Sind Mangos saisonal günstig und wohlschmeckend, kaufen Sie eine ganze Kiste, schneiden Sie die Früchte in Würfel und gebe Sie sie portionsweise in Tiefkühlbeutel. Ein solcher Vorrat erspart Arbeit, wenn es einmal schnell gehen muss.

16. Wachmacher

150g Babyspinat

1 Mango

2 Bananen (gefroren)

1 Stückchen Ingwer

1 Tasse Ananas

Wasser

17. Energietank

1 Tasse Kohl

2-4 Blätter Mangold (je nach Größe)

2 Äpfel

½ Zitrone (Saft oder Frucht ohne Kerne)

1 Tasse Mango (gefroren)

Wasser

18. Blau und Grün

1 Tasse Petersilie

¼ Salatkopf (Sorte je nach Belieben von neutral bis bitter)

1 Apfel

2 Orangen

1 Tasse Heidelbeeren

Wasser

19. Birne-Mangold-Smoothie

Mangold
2 Birnen
ein paar Weintrauben (kernlos)
1 Apfel
1 Banane (gefroren)
Wasser

20. Mango-Mangold-Smoothie

Mangold
2 Orangen
1 Apfel
2 Tassen Mango (gefroren)
Wasser

21. Spinat-Power

200 g Spinat
1 Apfel
2 Bananen (gefroren)
1 Orange
1 kleines Stück Ingwer
Wasser

22. Kiwi-Drink

½ Salatkopf (Sorte je nach Belieben von neutral bis bitter)
2 reife Kiwis
1 Orange
2 Tassen Ananas
Wasser

23. Minzy!

Minze (Blätter von einem Zweig, ca. 8-10 St.)
5 Salatblätter
2 Tassen Mango
1 Orange
Wasser

24. Der Kraftmacher

1 Stange Sellerie
½ Salatkopf (Sorte je nach Belieben von neutral bis bitter)
1 Orange
1 Birne
1 Apfel
Wasser

25. Minze und mehr

200g Spinat
Minze (Blätter von einem Zweig, ca. 8-10 St.)
2 reife Kiwis
1 Orange
2 Bananen (gefroren)
Wasser

26. Flüssige Power

½ Salatkopf (Sorte je nach Belieben von neutral bis bitter)
2 Äpfel
1 Orange
1 Mango
etwas Zitronensaft
Wasser

27. Kräuterkraft

2 Tassen Petersilie
2 Orangen
2 Tassen Mango (gefroren)
Wasser

28. Orange-Mandarine

200g Spinat

2 Mandarinen

2 Orangen

2 Bananen

1 Apfel

Wasser

29. Beeren und Pfirsiche

½ Salatkopf (Sorte je nach Belieben von neutral bis bitter)

3 Pfirsiche

1 Aprikose

1 Banane (gefroren)

1 Hand voll Beeren (Johannisbeeren oder Brombeeren)

Wasser

30. Weizengras-Drink

1 Tasse Weizengras

1 Tasse Mangold

2 Tassen Mango (gefroren)

1 Banane

1 Birne

Wasser

Abnehmen mit Smoothies?

Warum sollte das funktionieren? Nun, ich habe es mir auch nicht vorstellen können! Als ich von der Idee gepackt wurde, eine ganze Mahlzeit durch einen Smoothie zu ersetzen, probierte ich einfach folgendes: Ich bereitete mir kurz nach dem Aufstehen einen Smoothie zu und trank zum Frühstück zwei große Gläser davon – also quasi so viel bis nichts mehr hineinpasste.

Erstaunlicherweise bekam ich nach ca. zwei bis drei Stunden keinen Hunger wie das nach den sonst üblichen Marmeladenbroten der Fall gewesen wäre. Nein, ich war immer noch satt und das bis zum Mittagessen. Zuerst wollte ich es nicht glauben. Aber an den folgenden Tagen bestätigte sich mein Gefühl. Ich war immer bis zum Mittagessen satt.

Schon nach wenigen Tagen fühlte ich mich wacher, leistungsfähiger und gesünder. Nach dieser positiven Erfahrung führte ich den Smoothie als satt machende Mahlzeit auch abends ein.

Bis zu diesem Erlebnis bestanden meine beiden Mahlzeiten morgens und abends hauptsächlich aus Brot, Butter, süßen und salzigen Aufstrichen, Wurst, Schinken und Käse. Eine einzelne saure Gurke oder einen halben Apfel verschweige ich lieber, da er kaum ins Gewicht fällt.

Wenn ich diese beiden Mahlzeiten heute nüchtern betrachte, bestehen sie hauptsächlich aus großen Mengen Kohlenhydraten, Fetten und Zucker. Brot lieferte die Kohlenhydrate, Wurst, Käse, Aufstrich und Butter die Fette und süßer Aufstrich den Zucker.

Ich habe mich selten gewogen. So bemerkte ich die abnehmende Wirkung der grünen Smoothies erst, als meine Hose plötzlich zu weit wurde. Ich konnte den Gürtel enger schnallen und hatte unbemerkt bereits vier Kilogramm abgenommen obwohl ich sonst nichts an meinem Leben verändert hatte! Ich trieb nach wie vor keinen Sport. Trotzdem fühlte ich mich nie hungrig, weniger leistungsfähig oder unterversorgt. Nein, ich fühlte mich viel besser als vorher! Mein Körper war aktiver und ich bekam plötzlich Lust darauf, Dinge zu tun, die ich früher immer gleich abgelehnt hatte, weil sie mir ein wenig zu anstrengend erschienen: Lange Wanderungen, Radtouren, etc.

Das, was mich zudem begeisterte, war folgende Tatsache: Ich veränderte nichts an meinem Mittagessen. Da meine Kinder meistens mittags mit Hunger aus der Schule kommen, essen wir gemeinsam normale durchschnittliche Mittagessen wie das auch der Großteil der Bevölkerung macht: Nudeln mit unterschiedlichen Soßen, Mehlspeisen, Fleisch, Fisch – eben alles, was uns und den Kindern schmeckt. Manchmal, wenn wir sehr in Eile sind, machen wir uns auch einmal eine Tiefkühlpizza oder Fischstäbchen mit Ketchup.

Nach einiger Zeit wünschten sich meine Kinder zum Frühstück – ohne dass ich sie je zu etwas gezwungen hätte – plötzlich ebenfalls einen Smoothie. Ich vermute, dass einer der Gründe die Schnelligkeit des Essens war: Sie konnten so etwas länger schlafen und mussten sich nicht so mit dem Essen beeilen. Denn wie fast alle Kinder, war das Aufstehen morgens vor der Schule immer eine Tortur. Mit den Smoothies hatte in unserer Familie eine neue Ära begonnen. Und keiner hatte das Gefühl auf etwas verzichten zu müssen. Im Gegenteil: Smoothies brachten uns nur Vorteile: 1. Schnelle Mahlzeiten und 2. Gesündere Mahlzeiten. Durch die gesunden Zutaten essen meine Kinder nun viel mehr Obst und Gemüse als vorher (vermutlich weil es nicht mehr sichtbar und schnell zu trinken ist) und haben tagsüber viel weniger Lust auf Süßigkeiten. Vor allem machen wir uns als Eltern keine Gedanken mehr darüber, ob wir unsere Kinder gesund genug ernähren. Sie essen mittags und abends einfach das, was ihnen schmeckt und haben ihre Gemüse- und Obstration schon beim Frühstück getrunken – und das in einer Menge, die mich immer noch staunen lässt. Mir wurde das alleine anhand der Salatmenge bewusst: In meinen Smoothie kommt immer die Menge von ca. einer Packung Blattgemüse, wie man sie im Supermarkt kaufen kann. Das sind z.B. rund 200 Gramm Feldsalat. Wir trinken dann zum Frühstück immer ca. 1,6 Liter grünen Smoothie (je nach Wassermenge). Das sind pro Person ca. 0,4 Liter, wobei die Kinder etwas weniger und die Erwachsenen etwas mehr trinken. Wenn ich also von einer Menge von 0,3 Litern pro Kind ausgehe, entspräche das ca. 40 Gramm Feldsalat. Spaßeshalber habe ich mir 40 Gramm abgewogen und locker auf einem Teller angerichtet. Probieren Sie es einmal selbst aus: Diese Menge ergibt einen ganzen Salatteller! Nie im Leben hätten meine Kinder so viel Salat gegessen! Stöhnen und Gemaule wären die Folge gewesen. Und erst Salat zum Frühstück? Niemals! Mittags und abends wären sie bestimmt genauso „begeistert" von diesem gesunden Essen gewesen.

Inzwischen bin ich ganz entspannt, wenn sie sich ab und zu „Fabrik"-Essen, wie panierte Fischstäbchen, Tiefkühlpizza oder Pommes mit übermäßig viel Ketchup einverleiben. Ich bin davon überzeugt, dass unser eher unkomplizierter Umgang mit Essen ab diesem Zeitpunkt genau dazu führte, dass unsere Kinder den „ungesunden" Speisen, wie z.B. Pommes etc. nicht mehr die Aufmerksamkeit schenkten wie früher. In früherer Zeit haben wir immer und immer

Verbote und Regeln ausgesprochen: „Nein, das essen wir nicht, das ist ungesund! Nein, so etwas kaufen wir gar nicht ein, usf."
Nun kochen wir mittags einfach das, was uns allen schmeckt und sind viel glücklicher. Auch die Streitereien um Süßigkeiten haben nachgelassen. Wenn nun jemand Lust auf etwas Süßes hat, macht er sich meistens einen Smoothie! Der Hunger auf Süßes wurde quasi durch die Smoothies gestillt.

Auf die Verwendung von Ölen, Nüssen und Getreiden in Smoothies verzichtete ich und vermisse nichts. Es gibt einige Autoren, die z.B. Leinsamen oder frische Öle zu ihren Smoothies geben um damit eine angeblich ausgewogenere Ernährung zu gewährleisten. Ich persönlich halte mich auch hier an meinen persönlichen Verstand: Fette und auch Kohlehydrate nehme ich sowieso beim Mittagessen auf – z.B. bei einem Teller Spaghetti. Ich mache mir deshalb keine Gedanken darüber, dass ich meinem Körper etwas vorenthalten würde. Er vermisst nichts.

Inzwischen habe ich so viel abgenommen, dass ich bei 183 cm Körpergröße so um die 75 kg wiege. Ich treibe nicht mehr Sport als vorher – also wenig. So kann meine Gewichtsreduktion von inzwischen ca. 20 kg nicht durch zusätzlichen Sport oder Bewegung verursacht worden sein (Ja, ich wog früher ca. 95 kg mit steigender Tendenz!).

Ich verspreche es Ihnen: An meiner Lebensweise hat sich nichts geändert. Nur Frühstück und Abendessen habe ich durch Smoothies ersetzt. Mittags esse ich alles was mir schmeckt und auch so viel ich will. Meiner Frau geht es inzwischen genauso. Sie ist ebenso überzeugt wie ich: Der Grund für unsere Gesundheit und unser reduziertes Körpergewicht sind nur die Smoothies.

Selbst die Smoothies sehe ich nicht dogmatisch, wie ich das oft bei Vegetariern oder Veganern erlebe: Wenn wir Besuch haben, backe oder kaufe ich nach wie vor frische Brötchen und beschmiere sie mit Butter und Marmelade und sie schmecken mir! Ich zwinge mich nicht in allen Situationen zu einer sklavischen Einhaltung von selbst auferlegten Regeln oder Gesetzen.

Ein wohlschmeckendes Frühstück und ein leckeres Abendessen wurden durch ebenso leckere Mahlzeiten in Form von Smoothies ersetzt. Diese Veränderung ist für mich weder Qual noch Verzicht. Es ist eher so, als wenn ich mich beim Frühstück zwischen Marmelade oder Honig entscheiden müsste.

31. Erdbeer-Johannisbeer-Smoothie

½ Salatkopf (Sorte je nach Belieben von neutral bis bitter)
2 Blätter Minze
2 Pfirsiche oder Nektarinen
1 Tasse Erdbeeren
1 Tasse reife Johannisbeeren
Wasser

32. Süß und Sauer

150g Babyspinat
1 Pfirsich
1 Banane
1 Apfel
½ Zitrone (geschält ohne Kerne)
1 reife Kiwi
Wasser

33. Orangenglut

1 Salatkopf (Sorte je nach Belieben von neutral bis bitter)
1 Mango
2 Orangen
2 Mandarinen
1 Tasse Orangensaft
Wasser

34. 2 x Berry

150g Spinat

2 Tassen Beerenmischung (gefroren)

1 Banane

Wasser

35. Rote Beete ganz anders

Blätter einer roten Beete

2 Äpfel

2 Orangen

1 Tasse Erdbeeren (mit Grün)

Apfelsaft oder Wasser

36. Auf in die Tropen

½ Salatkopf (Sorte je nach Belieben von neutral bis bitter)

2 Tassen Ananas

½ Papaya (ohne Kerne)

½ Banane (gefroren)

1 Apfel

Wasser

37. Schnelle Power

5-6 Blätter Mangold
1 Dattel (ohne Stein)
2 Bananen
1 Orange
1 Apfel
Wasser

38. Pikante Überraschung

1 Bund Persilie
5 Blätter Salat
2 reife Kiwis
2 Tassen Mango (gefroren)
1 Apfel
Wasser

39. Tropic

150g Feldsalat
½ Ananas
etwas Kokosmilch
2 Tassen Mango (gefroren)
1 Tasse Orangensaft
Wasser

40. Kressenblitz

150g Feldsalat

etwas Brunnenkresse

1 Orange

1 Apfel

1 Pfisich

1 Banane

Wasser

41. 3 x Beere + Banane

150g Spinat

1 Tasse Johannisbeeren

1 Tasse Heidelbeeren

1 Tasse Brombeeren

1 Banane

Wasser

42. Ananas und Traube

½ Salatkopf (Sorte je nach Belieben von neutral bis bitter)

½ Ananas

1 Banane

1 Apfel

1 Tasse Weintrauben (kernlos)

Wasser

43. Birnenklassiker

einige Kohlblätter

2 Birnen

1 Orange

1 Tasse Mango (gefroren)

Wasser

44. Cremige Heidelbeere

150g Feldsalat

2 Tassen Heidelbeeren

2 Birnen

Wasser

45. Fruchtige Versuchung

150g Spinat

2 Birnen

2 Äpfel

2 Bananen

Wasser

46. Sauer macht lustig!

½ Salatkopf (Sorte je nach Belieben von neutral bis bitter)

2 Orangen

½ Zitrone (geschält, ohne Kerne)

1 Grapefruit (geschält, ohne Kerne)

1 Banane

Wasser

47. Scharfe Abwechslung

1 Bund Rucola

2 Bananen

2 Äpfel

1 Orange

Wasser

48. Bitter-Fun

1 Bund Löwenzahn

2 Tassen Mango (gefroren)

1 Apfel

1 Tasse Orangensaft

Wasser

49. Feldsalat-Birne

150g Feldsalat

2 Birnen

2 Kiwis

1 Stückchen Ingwer

Wasser

50. Salat und mehr

½ Salatkopf (Sorte je nach Belieben von neutral bis bitter)

1 Hand voll Spinat

1 reife Mango

2 Orangen

Wasser

51. Banane & Melone

100g Feldsalat

100g Spinat

2 Bananen

2 Tassen Wassermelone

1 Orange

Wasser

52. Kiwi im Quadrat

200g Salatmischung
4 reife Kiwis
½ Papaya ohne Kerne
½ Zitrone (geschält ohne Kerne)
1 Banane (gefroren)
10 Weintrauben (kernlos)
Wasser

53. Sauerampfer!

1 kleiner Bund Sauerampfer
100g Spinat
3 Birnen
2 Tassen Apfelsaft
Wasser

54. Red Red Red

Blätter einer Roten Beete
2-6 Blätter Radicchio
4 Tassen Erdbeeren
2 Tassen Apfelsaft
Wasser

55. Mangold & Minze

4 Blätter Mangold

1 Hand voll Chinakohl

1 Blatt Minze

1 Apfel

1 Orange

1 Banane

Wasser

56. Brennessel

1 Tasse junge Brennesselblätter

½ Zitrone ohne Kerne

1 Apfel

2 Tassen Mango (gefroren)

2 Tassen Orangensaft

Wasser

57. Gurkenerfrischung

1 Salatgurke

1 Apfel

1 Orange

3 Birnen

Wasser

58. Brunnenkresse

½ Salatkopf (Sorte je nach Belieben von neutral bis bitter)
etwas Brunnenkresse
1 kleines Stück Ingwer
1 Mango
2 Pfirsiche
Wasser

59. China-Dream

1 Pak Choi
1 Apfel
1 Dattel (ohne Stein)
1 Mango oder 2 Tassen gefrorene Mangostücke
1 Birne
Wasser

60. Grünes Geheimnis

1 Bund Löwenzahn
4 Kiwis
1 Banane
1 Orange
Wasser

61. Der Winter kann kommen!

150g Feldsalat

10 Zwetschgen (ohne Stein)

1 Tasse Johannisbeeren

1 Banane

Wasser

62. Blue Orange

150g Spinat

2 Tassen Heidelbeeren

2 Kiwis

1 Tasse Erdbeeren

1 Orange

Wasser

63. Avocado Taste

½ Salatkopf (Sorte je nach Belieben von neutral bis bitter)

2 Kohlblätter

1 Kiwi

½ Avocado (ohne Stein)

1 Orange

1 Apfel

1 Birne

Wasser

64. Zwetschgen fruchtig

150g Feldsalat
10 Zwetschgen (entsteint)
1 Banane
½ Zitrone (ohne Kerne)
1 Apfel
1 Tasse Mango (gefroren)
Wasser

65. Cremiger Genuss

½ Avocado
3 Birnen
1 Pfirsich
1 Banane
Wasser

66. Fruchtgurke

½ Salatgurke
1 Hand voll Salat
2 Birnen
2 Orangen
1 Tasse Mango (gefroren)
Wasser

67. Traube und mehr

½ Salatgurke

2 Äpfel

1 Banane

1 Tasse Weintrauben (kernlos)

Wasser

68. China Mango

2 Tassen Chinakohl

1 Banane

1 Apfel

1 Orange

1 Tasse Mango

Wasser

69. Blaue Birne

1 Bund Löwenzahn

2 Tassen Heidelbeeren

2 Birnen

1 Orange

Wasser

70. Papaya-Energie

150g Feldsalat
½ Papaya (ohne Kerne)
1 Banane
1 Tasse Mango (gefroren)
Wasser

71. Weizengras Erneuerung

1 Tasse Weizengras
1 Tasse Karottensaft
1 Tasse Orangensaft
1 Apfel
1 Birne
1 Banane
Wasser

72. Fast chinesisch

1 Pak Choi
2 Tassen Weintrauben (kernlos)
1 Tasse Mango
1 kleines Stück Ingwer
etwas Zitronensaft
Wasser

73. Cremig-Sauer

1 Bund Petersilie

½ Avocado

2 Birnen

1 Tasse Johannisbeeren

1 Tasse Apfelsaft

Wasser

74. Birne Banane

½ Salatkopf (Sorte je nach Belieben von neutral bis bitter)

2 Birnen

½ Salatgurke

1 Apfel

1 Banane

Wasser

75. Süßer Mix

150g Feldsalat

4 Tassen Wassermelone

1 Tasse Weintrauben (kernlos)

Wasser

76. Honey

2 Tassen Chinakohl

4 Tassen Honigmelone

1 Orange

1 Apfel

Wasser

77. 1-2-3-Smoothie

½ Salatkopf (Sorte je nach Belieben von neutral bis bitter)

3 Birnen

1 Banane

2 Orangen

2 Pflaumen

Wasser

78. Wassermelone erfrischend

½ Salatgurke

4 Tassen Wassermelone

½ Zitrone (ohne Kerne)

1 Orange

1 Apfel

Wasser

79. Die Römer kommen!

1 Salatherz eines Römersalats

2 Kiwis

2 Tassen Ananas

1 Orange

Wasser

80. Himmmmmh...

½ Salatkopf (Sorte je nach Belieben von neutral bis bitter)

4 Kiwis

1 Tasse Himbeeren

1 Tasse Ananas

Wasser

81. Pure Berry

2 Tassen Chinakohl

1 Tasse Heidelbeeren

1 Tasse Himbeeren

1 Tasse Erdbeeren

1 Tasse Johannisbeeren

Wasser

82. Apfel-Himbeer

150g Spinat
50g Feldsalat
1 Apfel
2 Tassen Himbeeren
1 Banane
Wasser

83. Apricot

150g Feldsalat
2 Pfirsiche
6 Aprikosen
Wasser

84. Weinsalat

½ Salatkopf (Sorte je nach Belieben von neutral bis bitter)
2 Tassen Weintrauben
1 Banane
Wasser

85. Birne, Birne, Birne

½ Salatkopf (Sorte je nach Belieben von neutral bis bitter)

3 Birnen

1 Apfel

1 Banane

1 Pfirsich

Wasser

86. Der Tropische

150g Salatmischung

½ Ananas

2 Pfirsiche

Wasser

87. Petersilie verminzt

1 Bund Petersilie

5 Blätter Minze

2 Birnen

1 Tasse gemischrte Beeren (gefroren)

1 Banane

Wasser

88. Gelb-Rot

150g Salatmischung

4 Tassen Melone

1 Banane

etwas Zitronensaft

Wasser

89. Schwarzkohl fruchtig

4 Blätter Schwarzkohl

1 Banane

1 Apfel

1 Pfirsich

Wasser

90. Erdbeere mag jeder!

2 Tassen Chinakohl

2 Tassen Erdbeeren

1 Tomate

1 Tasse Weintrauben (kernlos)

1 Banane

Wasser

91. Colada

1 Pak Choi
½ Ananas
etwas Kokosmilch
Wasser

92. Beach Party

150g Salatmischung
2 Tassen Wassermelone
1 Apfel
1 Orange
1 Banane
Wasser

93. Caipi smooth

2 Tassen Mangold
½ Salatgurke
1 Limette (nur den Saft)
1 Banane
1 Birne
Wasser

94. Cool Ananas

150g Babyspinat

2 Tassen Ananas

1 Banane

1 Apfel

1 Birne

Wasser

95. Sour cream

½ Salatkopf (Sorte je nach Belieben von neutral bis bitter)

½ Zitrone (Saft)

1 Orange

½ Avocado

1-2 Pfirsiche

Wasser

96. Die Passion

150g Feldsalat

2 Pfirsiche

1 Apfel

2 Tassen Mango (gefroren)

Wasser

nach dem Mixen Kerne einer Passionsfrucht zugeben und verrühren.

97. Orangen-Minze

150g Spinat

2 Tassen Mango (gefroren)

2 Äpfel

2 Orangen

2 Blätter Minze

Wasser

98. Pflaumen-Genuss

½ Salatkopf (Sorte je nach Belieben von neutral bis bitter)

2 Tassen Weintrauben (kernlos)

1 Banane

½ Salatgurke

5 Pflaumen

Wasser

99. Portulak lässt grüßen!

1 Tasse junger Portulak

½ Salatgurke

2 Kiwis

1 Tasse Weintrauben (kernlos)

2 Birnen

Wasser

100. Stachelbeer

½ Salatkopf (Sorte je nach Belieben von neutral bis bitter)

1 Orange

2 Tassen Stachelbeeren

1 Tasse Orangensaft

Wasser

101. Beerig mit Mango

150g Feldsalat

1 Tasse rote Johannisbeeren

1 Tasse schwarze Johannisbeeren

1 Tasse weiße Johannisbeeren

2 Tassen Orangensaft

2 Tassen Mango (gefroren)

Wasser

102. Erdbeer-Mangold

2 Tassen Mangold

2 Tassen Erdbeeren

1 Tasse Mango (gefroren)

1 Banane

1 Apfel

Saft einer halben Limette

Wasser

103. Römischer Brunnen

100g Feldsalat

50g Römersalat

1 Tasse Himbeeren

1 Banane

2 Pfirsiche

Wasser

104. Möhrengrün

Grün einer Mohrrübe

½ Salatkopf (Sorte je nach Belieben von neutral bis bitter)

1 Dattel (ohne Stein)

1 Tasse Weintrauben

1 Pfirsich

1 Banane

1 Orange

Wasser

105. Ampfer-Energy

1 Bund Sauerampfer

1 Apfel

1 Orange

2 Bananen (gefroren)

Wasser